AF360172

DE LA NÉCESSITÉ

DE LA

VÉRIFICATION DES DÉCÈS,

PAR Q. GAYET,

DOCTEUR EN MÉDECINE DE LA FACULTÉ DE PARIS,

MÉDECIN DE LA GENDARMERIE DE NANTES.

A MM. les membres

Du Conseil Municipal de Nantes.

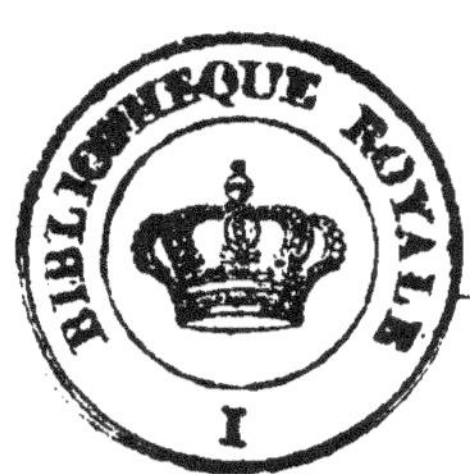

NANTES,
IMPRIMERIE DE CAMILLE MELLINET.

1843.

DE LA NÉCESSITÉ

DE LA

VÉRIFICATION DES DÉCÈS,

PAR Q. GAYET,

DOCTEUR EN MÉDECINE DE LA FACULTÉ DE PARIS,

MÉDECIN DE LA GENDARMERIE DE NANTES.

A MM. les membres

Du Conseil Municipal de Nantes.

Lorsqu'un homme se trouve dans des circonstances propres à faire supposer qu'il est mort, il importe à l'autorité, dans l'intérêt de la société tout entière, et surtout dans l'intérêt de la famille à laquelle il appartient, de s'assurer, avant de permettre l'inhumation, 1.º si la mort est réelle ; 2.º si elle est naturelle, ou si, au contraire, elle est le résultat d'un crime. « Avant de séparer un mort des vivants, dit M. Marc, il est indispensable non-seulement de s'assurer de la réalité du décès, mais encore de déterminer la cause qui l'a produit : il serait superflu d'indiquer le motif de la première de ces nécessités ; quant à celle de constater le genre de mort, elle résulte des dangers auxquels serait exposé l'ordre social, si une mort violente n'était pas reconnue toutes les fois qu'elle a lieu ; en effet, une semblable négligence , en laissant le crime impuni , compromettrait la sûreté individuelle. »

Les articles de loi qui ont rapport à ce sujet, semblent rédigés dans ce double but :

Art. 77 du Code civil : Aucune inhumation ne sera faite sans une autorisation, sur papier libre et sans frais, de l'officier de l'état civil , qui ne pourra la délivrer qu'après s'être transporté auprès de la personne décédée, pour s'assurer du décès, et que vingt-quatre heures après le décès , hors les cas prévus par les règlements de police.

Art. 81. Lorsqu'il y aura des signes ou indices de mort violente ou d'autres circonstances qui donneront lieu de le soupçonner, on ne pourra faire l'inhumation que lorsqu'un officier de police , assisté d'un docteur en médecine ou en chirurgie , aura dressé procès-verbal de l'état du cadavre et des circonstances y relatives , ainsi que des renseignements qu'il aura pu recueillir sur les prénoms , nom , âge , profession , lieu de naissance et domicile de la personne décédée.

On le voit, la loi exige formellement deux choses : d'abord, qu'il s'écoule au moins vingt-quatre heures entre le décès et l'inhumation ; ensuite, que la mort soit bien reconnue , et pour cela elle oblige l'officier civil à se transporter auprès du cadavre, afin qu'il puisse, en outre, rechercher si l'état du cadavre peut révéler un crime. L'article 81 rend cette dernière interprétation légitime, puisqu'il admet la nécessité de le poursuivre, et qu'il indique le moyen de le découvrir. Mais la volonté du législateur, qui n'a été guidé que par l'intérêt de la sûreté des citoyens, qui a voulu leur donner des garanties contre la crainte d'être enterrés vivants , n'est exécutée ni sous le rapport du délai qu'il prescrit, ni sous le rapport des moyens de s'assurer de la certitude de la mort et de la cause qui l'a déterminée.

Presque toujours, en effet, l'inhumation a lieu avant l'expiration des vingt-quatre heures, et presque partout l'officier civil se dispense de la visite que la loi rend obligatoire : nous ferons voir plus tard , qu'en choisissant cet officier pour constater le décès , c'est annuler la prudence et la sagesse de cette précaution.

J'ai dit, que le plus souvent l'inhumation avait lieu avant l'expiration du délai prescrit; et, en effet, presque toujours on trompe l'officier civil sur l'heure véritable du décès : car il n'a aucun moyen de s'assurer de l'exactitude de la déclaration , si ce n'est le certificat de mort que l'on demande au médecin; et encore, dans ce cas , la fraude est également possible , puisqu'il est également facile de le tromper lui-même. Il est bien rare que celui-ci ne cesse pas ses visites un jour ou deux avant celui où la mort arrive ; car, dès l'instant où il juge son ministère inutile, il ne revient plus : qui peut empêcher alors les personnes qui entourent le moribond , lorsqu'elles ont intérêt à ce que l'inhumation ait lieu le plus tôt possible, de le tromper sur l'heure du décès , et de hâter de 12 heures et plus celle de l'inhumation , qui , par le fait, peut avoir lieu et a lieu, quelquefois, quelques heures seulement après la mort, avant que le cadavre soit complétement refroidi ? Les choses peuvent se passer ainsi pour les individus qui meurent loin de leur famille ; mais ce ne sont pas les étrangers seulement qui sont privés de cette garantie que la loi leur accorde , car presque toujours la famille qui vient de perdre l'un des siens, tâche de le faire inhumer quelques heures , au moins, avant le délai fixé , surtout quand l'expiration des vingt-quatre heures arrive le soir , parce qu'alors l'inhumation ne pourrait avoir lieu que le lendemain. Cet abus est protégé par le certificat du médecin , qui, on le sait, doit accepter de confiance l'heure qu'on lui indique. On peut même dire , qu'à l'exception de quelques gens, qui ont une grande religion pour les restes d'une personne qu'ils ont aimée, cette conduite est générale ; elle peut d'ailleurs trouver son excuse , pour quelques-uns , dans la disposition de leur appartement ; pour d'autres , dans la certitude que la présence du cadavre peut nuire , par les idées qu'il fait naître , à la santé de quelques malades voisins, etc. ; mais elle ne peut être tolérée par les autorités , qui sont chargées de veiller à l'exécution fidèle de la loi , surtout lorsque c'est une loi protectrice des intérêts de tous.

Comment peut-on se borner au certificat du médecin, quand on sait sur quels renseignements il est obligé de s'appuyer pour le donner ? autant vaudrait presque qu'il s'en abstînt tout à fait : la statistique médicale ne pourrait qu'y gagner ; car mieux vaut dans ces cas l'absence complète de renseignements , que des renseignements erronés. Et, sous ce rapport, on peut juger de l'utilité qu'on doit retirer pour l'hygiène publique de ces certificats, quand on voit, ainsi que l'atteste M. Julia de Fontenelle, qualifier de coliques utérines la cause du décès de femmes mortes par suite d'avortements volontaires , et même de celui d'une femme que l'on trouva pendue dans sa chambre.

Si l'on joint à cela l'absence de la vérification du décès dans tous les cas , on est en droit de tout supposer, car tout est possible, et l'on ne doit pas être surpris de voir les exemples d'inhumations précipitées se renouveler de nos jours, quand il serait si facile cependant d'éviter ces erreurs déplorables. Quant au délai fixé par la loi, il y aurait un moyen bien simple d'empêcher les abus : ce serait, comme cela se pratique dans certaines villes, de laisser au médecin vérificateur le soin de fixer l'heure de l'inhumation , ou , comme dans quelques autres, de ne faire dater les vingt quatre heures que de la visite qui a pour but de constater le décès ; mais , pour cela , il faudrait se conformer aux vœux de la loi qui exige que l'officier de l'état civil se présente au domicile de la personne décédée.

On doit remarquer qu'elle est d'une grande précision à ce sujet ; elle exige , indépendamment du délai de vingt-quatre heures , que le décès soit constaté , et qu'il le soit par lui. Elle lui réitère même cette injonction à l'art. 80, où il est question des individus qui meurent dans les hôpitaux ou autres maisons publiques : on comprend que dans quelques cas la loi permette l'inhumation avant le délai de rigueur ; qu'importe, en effet, quelques heures de plus ou de moins, quand il ne peut plus y avoir ni doute ni crainte, quand la mort est certaine ; mais il ne peut en être ainsi quand il s'agit de la constater : ce ne serait pas agir avec prudence, puisque cette visite est le seul moyen d'arriver à ce but, et , de plus, de savoir si le cadavre porte quelque blessure, s'il peut fournir quelque indice d'une mort violente. Et cependant, si l'on parvient presque toujours à éluder la loi sur la première garantie qu'elle demande, il est bien certain que cette infraction n'est ni la plus grave ni la plus fréquente : car jamais, ou presque jamais, l'officier de l'état civil ne fait acte de présence auprès de la personne décédée : les autorités le dispensent d'une visite qui n'est regardée que comme une formalité inutile et gênante pour celui qui en est chargé ; et , à vrai dire, on aurait tort d'être trop sévère sur ce point, puisqu'il est évident pour tous qu'il ne peut pas remplir l'objet de sa mission : aussi, le plus souvent, pour se décharger de toute responsabilité et pour se conformer aux vœux de la loi, il exige, avant de délivrer le permis d'inhumation, un certificat du médecin qui a soigné le malade.

Il est tout naturel d'attribuer cette substitution de personne, d'une part à l'incapacité de celui qui devrait accomplir cette fonction, de l'autre à l'aptitude du médecin, qui peut seul, en vertu de ses études et de la connaissance qu'il a des circonstances qui peuvent simuler la mort, reconnaître celle qui n'est qu'apparente et celle qui a été produite par la malveillance : mais il est une autre cause qu'on peut supposer , et qu'il faut combattre, parce qu'elle fait naître des difficultés partout et toujours, même dans l'accomplissement des choses les plus utiles, c'est celle qui naît des vues économiques de l'administration ; car, il faut l'avouer, si l'administrateur apporte dans ses fonctions les vertus du père de famille, il arrive souvent aussi qu'il ne peut pas se défaire de quelques-uns de ses défauts, parmi lesquels on peut reconnaître quelquefois une parcimonie toujours déplacée , mais qui le serait bien davantage encore dans ceux qui sont chargés de représenter une cité grande, riche et éclairée. Voyez, en effet, la différence : je suppose que la loi soit exécutée à la lettre ; l'officier civil obligé de se transporter auprès de la personne décédée ne pourra suffire à ses occupations ; l'administration sera forcée de lui adjoindre un ou plusieurs collègues chargés de s'occuper uniquement de ce qui concerne les inhumations, et qui devront trouver, dans une forte rétribution, la récompense des services qu'ils sont appelés à rendre, et un dédommagement aux désagréments de leurs fonctions : mais, comme ces employés seront des gens honorables, ils tiendront à accomplir consciencieusement leur mission; c'est-à-dire qu'ils ne permettront l'inhumation que lorsque le genre de mort sera connu, et surtout lorsque la réalité de la mort ne laissera aucun doute. N'est-il pas permis de croire, dans l'impossibilité où ils sont d'acquérir une conviction sur ces deux points, qu'ils devront appeler à leur secours les lumières d'un homme de l'art : mais alors aussi le médecin étant requis par une autorité, aurait droit à des honoraires pour sa vacation et son procès-verbal, ce qui serait, pour l'adminis tration, une nouvelle source de dépenses. N'est-il pas beaucoup plus économique, non-seulement de ne pas créer d'employés chargés de ce service, mais encore de laisser aux médecins le soin de constater le décès des personnes qu'ils ont soignées, sans songer aux honoraires qu'ils seraient en droit d'exiger, sans songer aussi s'ils peuvent faire et s'ils font réellement ce qu'on leur demande

Cette supposition est d'autant plus vraisemblable, que l'autorité sait parfaitement à quoi s'en tenir sur la valeur des certificats qu'ils donnent; car, parmi les personnes que leur position oblige à surveiller l'exécution des lois, il n'en est aucune qui n'ait eu, à l'occasion de la mort d'un parent ou d'un ami, la possibilité de s'assurer par elle-même que le médecin ne va jamais vérifier le décès : aussi, qu'arrive-t-il ? C'est que la question des inhumations se trouve dans le même état qu'à l'époque où l'on n'avait d'autre moyen d'éviter l'erreur que le délai que l'on fixait entre l'inhumation et le décès ; c'est que les citoyens se trouvent privés de toutes les garanties qui sont exigées d'une manière si formelle ; c'est que cette absence de précautions enlève tous les jours à la justice le moyen de poursuivre un meurtrier ou un empoisonneur, en même temps qu'elle rend les exemples d'inhumations précipitées beaucoup trop fréquents.

Mais, dira-t-on, pourquoi les médecins ne vont-ils pas constater la mort du malade qu'ils ont soigné? pourquoi l'autorité ne les astreint-elle pas à cette dernière visite? A-t-on le droit de les y forcer? Je ne le crois pas, puisque la loi n'exige pas leur présence auprès du cadavre, à moins que ce ne soit à titre d'experts : et si l'administration locale voulait les mettre au lieu et place de l'officier civil, il serait de toute justice qu'elle payât leurs services. Il est de principe que tout individu qui est forcé de consacrer son temps à une chose d'utilité publique, a droit à une rétribution proportionnée à la perte de temps et à la peine qui résultent des nécessités de ce service. Peut-on être sévère envers le médecin, qui apprécie très-bien qu'en donnant un certificat de mort, il fait un acte de complaisance envers ceux qui le lui demandent.

J'aurais tort de m'arrêter plus longtemps sur ce sujet; tout le monde sait parfaitement que le médecin n'a pas l'habitude de considérer l'avantage qui peut en résulter pour lui, pour se déterminer à faire ce qui lui paraît bon et utile.

Mais il est un autre motif bien plus puissant, que l'on comprendra sans peine, puisqu'il prend sa source dans des sentiments qui doivent être appréciés par tous.

Le médecin qui vient de perdre un malade, est presque toujours lié d'amitié avec la famille de la personne décédée; on comprend dès lors tout ce que doit avoir de pénible pour lui la nécessité de retourner dans une maison en deuil, et surtout de se livrer aux investigations qui sont nécessaires pour constater la réalité de la mort; il y aurait même de la cruauté à le forcer à ces investigations, s'il s'agissait d'une personne avec laquelle il aurait vécu dans la plus grande intimité, et qui lui serait unie par les liens du sang. Aurait-il d'ailleurs le sang-froid qui convient dans ces circonstances? Il est bien permis d'en douter. Ajoutons encore que bien souvent la mort d'un malade est, pour les parents et les amis auxquels il appartient, une preuve de l'ignorance du médecin qui l'a soigné, et qu'il lui serait bien pénible d'aller s'exposer à recevoir des reproches sur l'inutilité de son traitement, quand il a le droit de s'attendre à une plus juste appréciation de ses soins et de ses inquiétudes : car, si le médecin est habitué à voir l'injustice et l'ingratitude s'attacher à lui, il ne peut pour cela rester insensible à la manière dont elles se manifestent souvent. Est-il étonnant, après cela, de les voir se dispenser de cette visite, qui, dans tous les cas, doit être pénible pour eux ; il faudrait être plus que sévère pour leur reprocher leur inexactitude : mais il n'en est pas moins vrai que l'administration à tort de compter sur eux, car la vérification des décès n'a pas lieu.

On le voit, dans quelques villes, et même des plus peuplées, la loi qui concerne les inhumations est violée, et quant aux termes, et, ce qui est bien plus important, quant à ses intentions, puisque, d'une part, les inhumations ont toujours lieu avant l'expiration des vingt-quatre heures, et que, d'un autre côté, la vérification du décès n'est faite ni par l'officier de l'état civil ni par le médecin sur le certificat duquel on délivre le permis d'inhumation. Un pareil état de choses ne peut durer : car tout le monde a le droit de réclamer et d'exiger, dans son intérêt et dans l'intérêt des siens, la protection de la loi, qui, dans sa sollicitude, ne veut abandonner les intérêts du citoyen qu'alors qu'il a été bien reconnu qu'elle ne peut plus rien pour lui. Pourquoi donc l'autorité locale n'accorderait-elle pas à ses administrés les mêmes garanties que la loi exige pour tous? Maintenant surtout que la science a acquis la possibilité d'éviter l'erreur, une plus longue attente trouverait difficilement une excuse : ce serait accepter pour soi la responsabilité des accidents qui peuvent naître des abus, que de ne pas les détruire quand on en a les moyens : ces questions sont assez importantes pour qu'on y réfléchisse ; ces accidents sont assez fréquents pour qu'on cherche à les éviter. En cela, l'administration serait d'accord avec le vœu général, car il n'est personne qui ne soit effrayé de la perspective d'être enterré vivant, et à ce sujet il n'est pas de médecin peut-être, qui n'ait reçu les recommandations les plus pressantes de la part de quelques-uns de ses clients, pour prendre des précautions, afin de les préserver d'un semblable malheur. Comment ne pas supposer, en effet, que bien souvent des malfaiteurs ont profité de ce défaut de prévoyance pour commettre et cacher leur crime; n'est-il pas permis de penser que dans les épidémies, pendant le choléra par exemple, un héritier avide, un domestique infidèle, ont plus d'une fois profité de l'effroi général qui faisait négliger les plus simples précautions, pour hâter la mort d'un individu qui aura été classé au nombre des victimes de l'épidémie, par ceux-là même qui l'avaient assassiné. Quoi de plus facile, en effet, que d'empoisonner quelqu'un qui se trouvait condamné à mort comme cholérique, dès l'instant où il présentait quelques-uns des symptômes de cette maladie; ne peut-on pas admettre aussi que plus d'un individu que l'on croyait mort, et que l'on enterrait promptement, afin de diminuer les chances de contagion pour ceux qui l'entouraient, serait revenu à la vie, si l'on avait attendu plus longtemps, si surtout, avant de le confier à la terre, on s'était assuré de l'existence de la mort par les moyens connus. Au lieu de suppositions, veut-on des faits ? On peut en trouver un grand nombre cités dans tous les auteurs qui se sont occupés de recherches sur les signes qui donnent la certitude de la mort, faits qui n'ont été reconnus que par des circonstances fortuites, et qui, conséquemment, doivent en faire supposer bien d'autres qui ont dû rester ignorés. Pour donner plus d'autorité à ce que j'avance, il me suffira d'en citer quelques-uns dont il est impossible de contester l'authenticité.

La vérification des décès, dit M. Ollivier, exécutée d'une manière exacte et complète, n'aura pas seulement pour résultat d'empêcher la précipitation dans les inhumations, et par conséquent de mettre les citoyens à l'abri du danger d'être enterrés vivants, elle aura de plus l'avantage de ne pas laisser inaperçus des crimes qui se commettent dans l'ombre; l'exposé succinct des deux faits suivants mettra cette vérité dans tout son jour : « Le 1.er janvier, dit M. Tacheron, auquel nous empruntons ce fait, un assassinat est commis sur la personne de la veuve Dangelle : les parents de la défunte se présentent chez le médecin vérificateur des décès : ignorant que cette mort fût le résultat d'un crime, le médecin vient examiner le cadavre, tourne et retourne, dit-il, la tête dans tous les sens, et ne voit aucune contusion; le sang dont le visage est couvert, une traînée de ce même liquide qui, du milieu de la chambre où était étendu le cadavre, se dirige sous le lit, lui paraissent le résultat d'une chute, et il certifie que la mort paraît avoir été occasionnée par une commotion du cerveau avec hémorragie; ce rapport paraissant trop incomplet à la mairie, le permis d'inhumation ne fut pas accordé avant un nouvel examen du cadavre par deux docteurs en médecine assistés d'un commissaire de police. Le résultat de cette nouvelle vérification fut que la veuve Dangelle avait succombé sous les coups d'un assassin; elle portait au cou cinq plaies sanguinolentes faites avec un instrument tranchant; la carotide avait été ouverte! »

Dans le second fait, il s'agit d'une femme qui, dans le cours d'une grossesse, tua deux de ses enfants, l'un âgé de huit ans, l'autre de trois : « ces deux enfants moururent à deux mois d'intervalle; l'autopsie de celui qui était mort le dernier, et qui n'était âgé que de trois ans, démontra d'une manière évidente que cet enfant avait succombé à la suite de coups violents portés sur la tête à l'aide d'un instrument contondant. Des soupçons s'élevèrent alors sur la mort du premier, qui était mort deux mois auparavant : une exhumation fut ordonnée; cette opération, pratiquée par le docteur West et par moi, nous donna la certitude que la mort de cet enfant était due aux mêmes causes que celle du premier (c'est toujours M. Ollivier qui parle). Le corps, inhumé dans un terrain sec et sablonneux, était parfaitement conservé; il offrait la trace de nombreuses contusions; le crâne présentait un écartement des sutures et une fracture du pariétal droit. »

Ces deux faits méritent de fixer l'attention sous plus d'un rapport, ils peuvent servir à faire voir la nécessité d'une vérification exacte et scrupuleuse, la sollicitude avec laquelle on veille, à Paris, à l'exécution fidèle de tout ce qui concerne les inhumations, et aussi la nécessité de ne choisir pour constater les décès que des médecins consciencieux qui attachent à cette opération toute l'importance qu'elle a réellement : car on doit rester convaincu que si le médecin vérificateur qui a été appelé pour constater le décès de la veuve Dangelle, avait mis dans ses recherches toute l'attention qu'il devait y apporter, il était impossible que la cause de la mort lui échappât. A ces observations, qui prouvent l'utilité de la vérification des décès, sous le rapport des renseignements qu'elle peut fournir à la justice, je crois devoir en joindre quelques autres non moins incontestables, propres à démontrer aux plus incrédules que la mort apparente n'est pas une fiction, et que de nos jours encore elle est souvent prise pour la mort réelle.

Le *Précurseur de Lyon* a rapporté, dans le courant d'avril 1833,

le fait suivant : Un jeune dragon du 12.ᵉ, qui se trouvait à l'hôpital, est enlevé le son lit comme mort, et transporté au dépôt des
cadavres, où il est jeté avec les morts de la journée et de la veille.
Au bout d'un certain temps, le jeune soldat, qui est d'une cons-
titution athlétique, se réveille sous une impression de froid assez
douloureuse pour lui faire jeter d'énergiques jurements : tout
étonné de se trouver au milieu de tant de cadavres, s...., dit-il.
que de morts ; l'affaire a été chaude ! Il se releva enfin et alla
reprendre sa place à l'hôpital, d'où il est parti plein de vie et de
santé.

Ce fait ne paraîtra pas surprenant, quand on se rappellera celui
que Louis a publié dans sa lettre sur la certitude des signes de
la mort, où une jeune femme en couches fuyant l'Hôtel-Dieu, à
cause d'une épidémie, vint à pied chercher un asile à l'hôpital de
la Salpêtrière ; tombée deux fois en syncope dans le chemin, elle
éprouva le même accident à son arrivée ; elle fut regardée comme
morte par les sœurs de service, resta pendant deux heures ex-
posée à un froid rigoureux, dans une cour, et fut ensuite trans-
portée à la salle des morts. Quelque temps après, un élève ayant
entendu des gémissements et des cris, vint tout effrayé en prévenir
Louis, qui eut la douleur de trouver cette femme réellement morte,
et d'acquérir en même temps la certitude qu'elle avait fait des
efforts pour sortir du linceul dans lequel elle était enveloppée,
car elle avait une jambe par terre, hors du brancard, et un bras
appuyé sur la barre du tréteau d'une table à dissection, à côté de
laquelle elle avait été placée.

On lit encore, dans le *National* du 18 décembre 1833, le fait suivant : Un événement affreux vient d'arriver à Cognac : une jeune
fille, accablée d'un sommeil léthargique, a été enterrée comme
morte ; les derniers devoirs venaient à peine de lui être rendus,
lorsque des cris plaintifs se sont fait entendre : on a immédiatement procédé à l'exhumation, avec les soins convenables, et les
médecins se sont empressés de pratiquer une saignée ; mais, malgré
toutes ces précautions, elle est morte neuf heures après avoir été
reportée chez elle.

Voici un autre fait d'une date récente, et qui s'est passé dans
une ville voisine de nous : M. Simon, ingénieur de la Marine,
rentrant le soir à Brest, croit entendre du bruit dans le cimetière ;
il y pénètre, s'approche de l'endroit d'où partait ce bruit, et parvient à retirer de la fosse commune où l'on dépose les indigents,
un homme vivant qu'il emmène avec lui, et qui vit encore. Ce
fait, qui s'est passé il y a quelques mois, m'a été raconté par la
mère de M. Simon ; et ce qui le rend plus vraisemblable, c'est
que, dans ce cimetière, les indigents sont à peine recouverts par
la terre que l'on jette sur eux.

On lit dans la *Gazette des Tribunaux* du 27 juin 1843 :

« Aux nombreux exemples d'inhumation précipitée que publient de temps en temps les journaux, nous pouvons ajouter celui-ci : Dans les premiers jours de ce mois, on portait en terre un habitant d'une des communes de l'arrondissement de Vesoul ; au moment où l'on arrivait au cimetière, un bruit parti du cercueil fit arrêter le convoi. La bière fut ouverte immédiatement, et l'on reconnut que le prétendu mort venait de s'agiter, et qu'en lui tout signe de vie n'avait pas disparu. Malheureusement, l'espoir que l'on avait conçu d'abord ne s'est point réalisé : trop de temps s'était écoulé pour que les secours de l'art pussent obtenir du succès, et le lendemain on dut procéder de nouveau à l'enterrement. Les faits de ce genre sont assurément de nature à faire sentir à MM. les maires combien sont importantes les prescriptions de l'article 77 du Code civil. »

Mais que faire pour remédier à ces inconvénients, pour rendre les abus impossibles ? La réponse à cette question n'eût pas été facile à l'époque où il n'y avait d'autre moyen d'éviter l'erreur que de laisser un espace de temps plus ou moins long entre le décès et l'inhumation : car on ne peut laisser indéfiniment un cadavre sans lui donner la sépulture ; l'intérêt des vivants pourrait se trouver compromis, surtout dans le temps des épidémies, si l'on attendait pour croire à la mort réelle le développement de la putréfaction.

Frappés de l'insuffisance de cette précaution, plusieurs médecins se sont occupés de rechercher s'il n'existait pas quelque signe qui pût faire reconnaître la mort d'une manière indubitable. Le célèbre Winslow, qui, lui-même, avait failli être deux fois victime d'une semblable méprise, fut un des premiers à appeler l'attention sur ce sujet. Plusieurs s'en occupèrent après lui, et depuis un demi-siècle à peu près, il a acquis une très-grande importance. De nombreux travaux ont paru sur cette question, tant en France qu'en Angleterre, et surtout en Allemagne, où les mesures les plus sages ont été prises pour éviter de pareils accidents. Sans partager toutes les idées, un peu empreintes peut-être d'exagération, de leurs voisins du Nord, les médecins français sont parvenus à éclairer les autorités et à leur faire prendre toutes les précautions qui sont exigées par l'état actuel de la science sur ce point ; précautions qui, du reste, ne diffèrent nullement de celles que la loi a recommandées, et qui consistent presque entièrement dans l'exécution fidèle de l'article 77 du Code civil, avec cette différence cependant, qu'au lieu de prendre l'officier de l'état civil pour constater le décès, on choisit un médecin nommé pour cela, différence qui ne peut pas inquiéter, puisqu'on ne viole les termes de la loi que pour mieux entrer dans ses vues.

La création de médecins vérificateurs des décès est due autant à
la sage prévoyance des administrateurs qu'aux abus qui existaient
partout; aussi cette institution, dont tout le monde reçonnaît l'utilité,
se propage rapidement; et s'il est encore quelques localités arriérées
sous ce rapport, elles ne pourront rester longtemps dans cet état sta-
tionnaire, elles seront entraînées par l'exemple et surtout par l'examen des dangers que fait naître l'état de choses actuel.

Pour nous, nous sommes étonné que notre ville ait été de-
vancée par des villes d'une bien moindre importance; mais on doit
espérer qu'aussitôt que les autorités porteront à cette question toute
l'attention qu'elle mérite, la loi sera plus fidèlement exécutée; qu'il
est impossible, en effet, de ne pas concevoir cette espérance, quand
on pense avec quel soin l'administration surveille tout ce qui tient à
la santé publique: ainsi, que ne fait-elle pas pour propager la vaccine,
pour enlever aux habitants et surtout à cette classe où les préjugés
sont le plus difficiles à vaincre, les chances de voir leurs enfants mu-
tilés ou emportés par la petite vérole : à la campagne, les médecins
reçoivent des médailles d'encouragement et une rétribution proportionnée à la quantité de vaccinations qu'ils ont faites ; à la ville, on
exige d'eux des certificats détaillés sur les circonstances qui se rap-
portent à cette opération ; on ne peut qu'applaudir à ces mesures
d'utilité générale, dont les bienfaits sont reconnus par tous. Pourquoi
donc n'en serait-il pas ainsi, lorsqu'il s'agit d'éloigner les dangers
qui naissent des inhumations précipitées, lorsqu'on n'a pour le faire
qu'à prendre les précautions exigées par la loi ; la différence est
grande cependant, et toute à l'avantage de l'institution que je réclame :
car, dans un cas, les individus que l'autorité cherche à préserver
d'une maladie cruelle , ont tous leur jugement et leur liberté pour
comprendre et faire ce qui leur est utile, ou, si l'on parle des enfants,
ils ont dans leurs parents des tuteurs naturels chargés de veiller à
leurs intérêts; tandis que, lorsqu'un homme est regardé comme mort,
tous les liens qui l'unissaient au monde et à sa famille sont rompus;
il ne reste plus, pour veiller sur lui, que l'autorité et la prévoyance
de la loi, qui exige impérieusement, qu'avant de priver un citoyen de
tous ses droits, il soit constaté d'une manière positive qu'il ne peut
plus en jouir.

Trouverait-on un obstacle dans la difficulté d'organiser ce service
ou dans les dépenses qu'il nécessiterait ? Quoi que j'aie admis plus
haut cette dernière supposition, je ne voudrais pas m'y arrêter : car
il y aurait de l'injustice à supposer que, l'importance et l'utilité de
cette institution une fois bien connue et bien appréciée , des administrateurs pourraient reculer devant une dépense de quelques mille
francs, lorsqu'ils consacrent sur le budget de chaque année un article très-chargé pour des plaisirs qui ne sont destinés qu'à cette partie
de la population qui peut largement suffire à tous ses besoins. Quant

à l'organisation de ce service, rien n'est plus facile et plus simple, et elle ne peut rencontrer aucun obstacle sérieux.

L'administration, en créant des médecins vérificateurs, serait en droit d'exiger que le service fût fait de manière à ne laisser aucun doute sur la réalité de la mort et sur la cause qui l'a produite, de manière aussi à fournir à la science tous les renseignements qui pourraient servir à l'éclairer sur les questions d'hygiène. Le premier but sera atteint toutes les fois que le médecin vérificateur, comprenant toute l'importance de sa mission, prendra les précautions nécessaires pour ne pas commettre de méprise; mais s'il n'était pas engagé à exercer la plus grande surveillance par la conscience d'un devoir à remplir, on pourrait attacher à son inexactitude une peine assez forte pour le forcer à ne rien négliger de ce qui rentrerait dans le cadre de ses attributions : ainsi, une forte amende et, en cas de récidive, la perte de sa place, suffiraient pour stimuler son zèle, ou, tout au moins, donnerait à l'administration la possibilité de le punir de sa négligence.

Si, en créant cette institution, l'administration veut sincèrement rendre à ses administrés toutes les garanties que la loi leur accorde, et dont ils sont actuellement privés; si l'on ne peut obtenir ce résultat, qu'autant que le médecin vérificateur consacrera toute l'attention et tout le temps nécessaire aux investigations qu'il devra faire; il faut tâcher de mettre celui-ci dans l'impossibilité de négliger son service : or, le meilleur moyen d'y parvenir, c'est de l'attacher à sa nouvelle position par la considération dont on devra l'entourer, et aussi par l'intérêt matériel qu'il devra y trouver, car sa négligence ne peut naître que des causes suivantes : de la perte de temps et du dommage qui doit en résulter pour la clientèle, d'une rétribution mesquine et qui ne lui offre pas une juste compensation, enfin des désagréments nombreux qui sont nécessairement attachés à ces fonctions.

Il est inutile de s'arrêter sur cette dernière circonstance; elle doit être appréciée facilement, car tout le monde doit comprendre la différence qui existe entre une visite faite par un médecin à un malade qui est plein de confiance en lui, surtout lorsqu'il n'a que des paroles consolantes à lui faire entendre, et la visite qui n'a pour but que de constater la mort, que de confirmer à une famille plongée dans le chagrin la réalité de la perte qu'elle vient de faire. Il ne convient pas non plus de parler de la répugnance que tout le monde éprouve à se trouver en présence d'un cadavre, répugnance qui, quoi qu'on en dise, est commune aux médecins comme aux autres hommes. Ces causes auraient assez de valeur pour éloigner le médecin, s'il ne trouvait dans la juste appréciation des devoirs de son ministère des motifs suffisants pour faire taire ses répugnances. Mais il n'en est pas de même du dommage qu'il doit subir dans sa fortune, par la perte de temps qu'entraîne nécessairement l'obligation de se transporter au moins une fois, et souvent plusieurs fois, pour constater la mort d'un individu dont la demeure se trouve éloignée. Il est évident que l'administration ne doit pas seulement avoir égard, dans la rémunération des services que rendent les médecins vérificateurs, à l'importance de ces services, mais encore à la lésion des intérêts qu'ils occasionnent, de même qu'aux désagréments qu'ils comportent : et il ne serait pas étonnant de les voir se soustraire souvent aux exigences pénibles de ces fonctions, quand ils n'auraient à craindre de perdre, en perdant leur place, qu'une rétribution nullement proportionnée à la difficulté de leurs travaux. Aussi serait-ce un très-mauvais moyen que de les multiplier beaucoup, dans le but de diminuer leurs courses, et, par conséquent, d'être en droit de diminuer leurs honoraires : disons à ce sujet ce que Parent-Duchatelet dit à propos des médecins chargés de surveiller la santé des prostituées de Paris : qu'il vaut mieux, dans l'intérêt du service, avoir des médecins moins nombreux et mieux rétribués, qu'un grand nombre dont les appointements ont plutôt l'air d'une charité que d'une rétribution. Du reste, l'administration peut arriver facilement à une juste estimation, en se basant sur les appointements qu'elle donnerait à des officiers civils, choisis parmi des gens honorables et offrant des garanties de moralité suffisantes pour remplir cette mission.

Mais ici on peut se demander si l'administration, au lieu de fournir elle-même à ces dépenses, ne pourrait pas les faire supporter aux héritiers du mort : dans ce cas, il faudrait admettre des catégories basées sur la somme que les héritiers consacrent aux frais d'inhumation. La rétribution du médecin serait alors graduée suivant les classes d'enterrement, tandis que les indigents seraient visités gratis, de l'instant où leur enterrement serait confié à la charité publique. Cette espèce d'impôt que je propose, et que la loi ne paraît pas autoriser, me semble pourtant rentrer dans la classe de tous ceux qui, plus ou moins directement, ont pour but la sécurité publique.

Quant au nombre des médecins vérificateurs, je crois que, pour notre ville, trois suffiraient : on leur adjoindrait autant de suppléants chargés de les remplacer en cas de maladie ou d'absence. Trois médecins vérificateurs pourraient très-bien constater tous les décès qui ont lieu dans un jour, et qui se montent à 7 à peu près. En effet, d'après des relevés pris sur les registres de la mairie, on a, pour l'année 1841 et l'année 1842, 2640 décès (je néglige les unités), ce qui donne 7 décès par jour : en retranchant de ce nombre 2 décès pour les hôpitaux (Hôtel-Dieu et Saint-Jacques), où la vérification est faite par le premier élève interne, il reste 5 décès à vérifier par jour.

Plein de confiance dans la sollicitude éclairée de l'autorité, on doit espérer qu'elle attachera à cette question tout l'intérêt qu'elle mérite, et que l'on ne tardera pas à voir les heureux effets d'une institution qui est également exigée par la science, par l'humanité et par la loi.

Nantes, le

GAYET, D.-M. P.

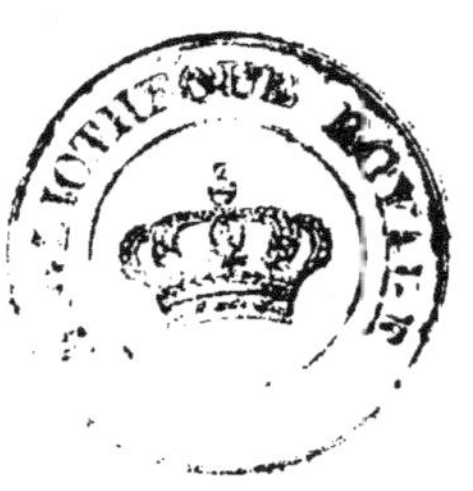

NANTES, IMPRIMERIE DE CAMILLE MELLINET. — 36,676.